MY FITNESS TRAINING PROGRAM

My Fitness Training Program

Name

____

Age _______________________

Gender _______________________

Height _______________________

Weight _______________________

Chest _______________________

Waist _______________________

Body Fat_______________________

Target Body Fat _______________________

BMI _______________________

Target BMI_______________________

Exercises

Exercise	Wts	Reps	Sets	Goal

My Fitness Training Program

Name

____

Age ____________________

Gender _________________

Height _________________

Weight _________________

Chest __________________

Waist __________________

Body Fat________________

Target Body Fat _________

BMI ___________________

Target BMI______________

Exercises

Exercise	Wts	Reps	Sets	Goal

My Fitness Training Program

Exercises

Exercise	Wts	Reps	Sets	Goal

Name

____

Age _____________________

Gender _______________

Height _______________

Weight _______________

Chest _______________

Waist _______________

Body Fat_______________

Target Body Fat _________

BMI _______________

Target BMI_____________

My Fitness Training Program

Name

____

Age _______________________

Gender _______________________

Height _______________________

Weight _______________________

Chest _______________________

Waist _______________________

Body Fat_______________________

Target Body Fat _________

BMI _______________________

Target BMI_____________

Exercises

Exercise	Wts	Reps	Sets	Goal

My Fitness Training Program

Name

____

Age ______________________

Gender ______________________

Height ______________________

Weight ______________________

Chest ______________________

Waist ______________________

Body Fat______________________

Target Body Fat __________

BMI ______________________

Target BMI______________

Exercises

Exercise	Wts	Reps	Sets	Goal

My Fitness Training Program

Name

____

Age _____________________

Gender _______________

Height _______________

Weight _______________

Chest _______________

Waist _______________

Body Fat_______________

Target Body Fat _________

BMI _______________

Target BMI____________

Exercises

Exercise	Wts	Reps	Sets	Goal

My Fitness Training Program

Name

____

Age _______________________

Gender _______________________

Height _______________________

Weight _______________________

Chest _______________________

Waist _______________________

Body Fat_______________________

Target Body Fat _______________________

BMI _______________________

Target BMI_______________________

Exercises

Exercise	Wts	Reps	Sets	Goal

My Fitness Training Program

Name

____

Age _______________________

Gender _______________________

Height _______________________

Weight _______________________

Chest _______________________

Waist _______________________

Body Fat_______________________

Target Body Fat _______________________

BMI _______________________

Target BMI_______________________

Exercises

Exercise	Wts	Reps	Sets	Goal

My Fitness Training Program

Name

____

Age _____________________

Gender _________________

Height _________________

Weight _________________

Chest __________________

Waist __________________

Body Fat_______________

Target Body Fat _________

BMI ___________________

Target BMI_____________

Exercises

Exercise	Wts	Reps	Sets	Goal

My Fitness Training Program

Exercises

Exercise	Wts	Reps	Sets	Goal

Name

____

Age _________________

Gender _______________

Height _______________

Weight _______________

Chest ________________

Waist ________________

Body Fat______________

Target Body Fat _________

BMI _________________

Target BMI____________

My Fitness Training Program

Name

____

Age _______________________

Gender _______________________

Height _______________________

Weight _______________________

Chest _______________________

Waist _______________________

Body Fat_______________________

Target Body Fat _________

BMI _______________________

Target BMI_____________

Exercises

Exercise	Wts	Reps	Sets	Goal

My Fitness Training Program

Name

____

Age _______________

Gender _______________

Height _______________

Weight _______________

Chest _______________

Waist _______________

Body Fat_______________

Target Body Fat _______________

BMI _______________

Target BMI_______________

Exercises

Exercise	Wts	Reps	Sets	Goal

My Fitness Training Program

Name

____

Age _______________________

Gender _______________________

Height _______________________

Weight _______________________

Chest _______________________

Waist _______________________

Body Fat_______________________

Target Body Fat _______________

BMI _______________________

Target BMI_______________

Exercises

Exercise	Wts	Reps	Sets	Goal

My Fitness Training Program

Exercises

Exercise	Wts	Reps	Sets	Goal

Name

____

Age _________________

Gender _______________

Height _______________

Weight _______________

Chest _______________

Waist _______________

Body Fat_______________

Target Body Fat _________

BMI _________________

Target BMI____________

My Fitness Training Program

Name

____

Age _______________________

Gender _______________________

Height _______________________

Weight _______________________

Chest _______________________

Waist _______________________

Body Fat_______________________

Target Body Fat _______________________

BMI _______________________

Target BMI_______________________

Exercises

Exercise	Wts	Reps	Sets	Goal

My Fitness Training Program

Name

____

Age _______________________

Gender _______________________

Height _______________________

Weight _______________________

Chest _______________________

Waist _______________________

Body Fat_______________________

Target Body Fat _________

BMI _______________________

Target BMI_______________

Exercises

Exercise	Wts	Reps	Sets	Goal

My Fitness Training Program

Name

____

Age ____________________

Gender _________________

Height _________________

Weight _________________

Chest __________________

Waist __________________

Body Fat________________

Target Body Fat _________

BMI ___________________

Target BMI______________

Exercises

Exercise	Wts	Reps	Sets	Goal

My Fitness Training Program

Exercises

Name

____

Age ___________________

Gender ________________

Height ________________

Weight ________________

Chest _________________

Waist _________________

Body Fat_______________

Target Body Fat _________

BMI ___________________

Target BMI_____________

Exercise	Wts	Reps	Sets	Goal

My Fitness Training Program

Name

____

Age ________________

Gender ______________

Height _____________

Weight _____________

Chest _______________

Waist _______________

Body Fat_____________

Target Body Fat _________

BMI _________________

Target BMI____________

Exercises

Exercise	Wts	Reps	Sets	Goal

My Fitness Training Program

Name

____

Age ___________________

Gender ________________

Height ________________

Weight ________________

Chest _________________

Waist _________________

Body Fat_______________

Target Body Fat __________

BMI ___________________

Target BMI_____________

Exercises

Exercise	Wts	Reps	Sets	Goal

My Fitness Training Program

Name

____

Age ___________________

Gender _______________

Height _______________

Weight _______________

Chest ________________

Waist ________________

Body Fat______________

Target Body Fat _________

BMI __________________

Target BMI____________

Exercises

Exercise	Wts	Reps	Sets	Goal

My Fitness Training Program

Name

____

Age ____________________

Gender ____________________

Height ____________________

Weight ____________________

Chest ____________________

Waist ____________________

Body Fat____________________

Target Body Fat __________

BMI ____________________

Target BMI____________

Exercises

Exercise	Wts	Reps	Sets	Goal

My Fitness Training Program

Name

____

Age _______________________

Gender _______________________

Height _______________________

Weight _______________________

Chest _______________________

Waist _______________________

Body Fat _______________________

Target Body Fat _______________

BMI _______________________

Target BMI _______________

Exercises

Exercise	Wts	Reps	Sets	Goal

My Fitness Training Program

Name

____

Age _______________________

Gender _______________________

Height _______________________

Weight _______________________

Chest _______________________

Waist _______________________

Body Fat_______________________

Target Body Fat _______________________

BMI _______________________

Target BMI_______________________

Exercises

Exercise	Wts	Reps	Sets	Goal

My Fitness Training Program

Name

____

Age ____________________

Gender ____________________

Height ____________________

Weight ____________________

Chest ____________________

Waist ____________________

Body Fat____________________

Target Body Fat __________

BMI ____________________

Target BMI____________

Exercises

Exercise	Wts	Reps	Sets	Goal

My Fitness Training Program

Name

____

Age _____________________

Gender _____________________

Height _____________________

Weight _____________________

Chest _____________________

Waist _____________________

Body Fat_____________________

Target Body Fat _____________

BMI _____________________

Target BMI_____________________

Exercises

Exercise	Wts	Reps	Sets	Goal

My Fitness Training Program

Name

____

Age _________________

Gender _______________

Height _______________

Weight _______________

Chest ________________

Waist ________________

Body Fat______________

Target Body Fat ________

BMI _________________

Target BMI____________

Exercises

Exercise	Wts	Reps	Sets	Goal

My Fitness Training Program

Name

____

Age _______________________

Gender _______________________

Height _______________________

Weight _______________________

Chest _______________________

Waist _______________________

Body Fat_______________________

Target Body Fat _______________

BMI _______________________

Target BMI_______________

Exercises

Exercise	Wts	Reps	Sets	Goal

My Fitness Training Program

Name

____

Age _______________

Gender _______________

Height _______________

Weight _______________

Chest _______________

Waist _______________

Body Fat_______________

Target Body Fat _________

BMI _______________

Target BMI_____________

Exercises

Exercise	Wts	Reps	Sets	Goal

My Fitness Training Program

Name

____

Age ____________________

Gender _________________

Height _________________

Weight _________________

Chest __________________

Waist __________________

Body Fat_______________

Target Body Fat _________

BMI ___________________

Target BMI_____________

Exercises

Exercise	Wts	Reps	Sets	Goal

My Fitness Training Program

Name

____

Age _______________________

Gender _______________________

Height _______________________

Weight _______________________

Chest _______________________

Waist _______________________

Body Fat_______________________

Target Body Fat _______________

BMI _______________________

Target BMI_______________________

Exercises

Exercise	Wts	Reps	Sets	Goal

My Fitness Training Program

Name

____

Age _____________________

Gender _________________

Height _______________

Weight _______________

Chest ________________

Waist ________________

Body Fat______________

Target Body Fat _________

BMI ___________________

Target BMI____________

Exercises

Exercise	Wts	Reps	Sets	Goal

My Fitness Training Program

Exercises

Name

____

Age _______________

Gender _______________

Height _______________

Weight _______________

Chest _______________

Waist _______________

Body Fat_______________

Target Body Fat ________

BMI _______________

Target BMI____________

Exercise	Wts	Reps	Sets	Goal

My Fitness Training Program

Name

____

Age _______________________

Gender _______________________

Height _______________________

Weight _______________________

Chest _______________________

Waist _______________________

Body Fat_______________________

Target Body Fat _______________________

BMI _______________________

Target BMI_______________________

Exercises

Exercise	Wts	Reps	Sets	Goal

My Fitness Training Program

Name

____

Age ___________________

Gender ________________

Height ________________

Weight ________________

Chest _________________

Waist _________________

Body Fat_______________

Target Body Fat _________

BMI ___________________

Target BMI_____________

Exercises

Exercise	Wts	Reps	Sets	Goal

My Fitness Training Program

Name

____

Age _________________

Gender _______________

Height _______________

Weight _______________

Chest ________________

Waist ________________

Body Fat______________

Target Body Fat _________

BMI _________________

Target BMI____________

Exercises

Exercise	Wts	Reps	Sets	Goal

My Fitness Training Program

Name

____

Age _______________________

Gender _______________________

Height _______________________

Weight _______________________

Chest _______________________

Waist _______________________

Body Fat_______________________

Target Body Fat _______________________

BMI _______________________

Target BMI_______________________

Exercises

Exercise	Wts	Reps	Sets	Goal

My Fitness Training Program

Name

____

Age _______________________

Gender _______________________

Height _______________________

Weight _______________________

Chest _______________________

Waist _______________________

Body Fat_______________________

Target Body Fat _______________

BMI _______________________

Target BMI_______________________

Exercises

Exercise	Wts	Reps	Sets	Goal

My Fitness Training Program

Name

____

Age _____________________

Gender _________________

Height _________________

Weight _________________

Chest _________________

Waist _________________

Body Fat_______________

Target Body Fat _________

BMI ___________________

Target BMI_____________

Exercises

Exercise	Wts	Reps	Sets	Goal

My Fitness Training Program

Name

____

Age _____________________

Gender _____________________

Height _____________________

Weight _____________________

Chest _____________________

Waist _____________________

Body Fat_____________________

Target Body Fat _____________

BMI _____________________

Target BMI_____________________

Exercises

Exercise	Wts	Reps	Sets	Goal

My Fitness Training Program

Exercises

Name

____

Age _______________________

Gender _______________________

Height _______________________

Weight _______________________

Chest _______________________

Waist _______________________

Body Fat_______________________

Target Body Fat _________

BMI _______________________

Target BMI____________

Exercise	Wts	Reps	Sets	Goal

My Fitness Training Program

Exercises

Name

____

Age _____________________

Gender _____________________

Height _____________________

Weight _____________________

Chest _____________________

Waist _____________________

Body Fat_____________________

Target Body Fat _____________

BMI _____________________

Target BMI_____________________

Exercise	Wts	Reps	Sets	Goal

My Fitness Training Program

Exercises

Exercise	Wts	Reps	Sets	Goal

Name

____

Age _____________________

Gender _______________

Height _______________

Weight _______________

Chest _______________

Waist _______________

Body Fat_______________

Target Body Fat __________

BMI _____________________

Target BMI____________

My Fitness Training Program

Name

____

Age ______________________

Gender ______________________

Height ______________________

Weight ______________________

Chest ______________________

Waist ______________________

Body Fat______________________

Target Body Fat __________

BMI ______________________

Target BMI____________

Exercises

Exercise	Wts	Reps	Sets	Goal

My Fitness Training Program

Name

____

Age _______________________

Gender _______________________

Height _______________________

Weight _______________________

Chest _______________________

Waist _______________________

Body Fat_______________________

Target Body Fat _________

BMI _______________________

Target BMI_______________________

Exercises

Exercise	Wts	Reps	Sets	Goal

My Fitness Training Program

Name

____

Age ______________________

Gender ______________________

Height ______________________

Weight ______________________

Chest ______________________

Waist ______________________

Body Fat______________________

Target Body Fat __________

BMI ______________________

Target BMI______________________

Exercises

Exercise	Wts	Reps	Sets	Goal

My Fitness Training Program

Name

____

Age _______________________

Gender _______________________

Height _______________________

Weight _______________________

Chest _______________________

Waist _______________________

Body Fat_______________________

Target Body Fat _________

BMI _______________________

Target BMI_____________

Exercises

Exercise	Wts	Reps	Sets	Goal

My Fitness Training Program

Name

____

Age ________________

Gender ______________

Height ______________

Weight ______________

Chest ______________

Waist ______________

Body Fat______________

Target Body Fat ________

BMI ________________

Target BMI____________

Exercises

Exercise	Wts	Reps	Sets	Goal

My Fitness Training Program

Name

____

Age _______________________

Gender _______________________

Height _______________________

Weight _______________________

Chest _______________________

Waist _______________________

Body Fat_______________________

Target Body Fat _______________

BMI _______________________

Target BMI_______________

Exercises

Exercise	Wts	Reps	Sets	Goal

My Fitness Training Program

Name

____

Age _______________________

Gender _______________________

Height _______________________

Weight _______________________

Chest _______________________

Waist _______________________

Body Fat _______________________

Target Body Fat _______________

BMI _______________________

Target BMI _______________

Exercises

Exercise	Wts	Reps	Sets	Goal

My Fitness Training Program

Name

____

Age _______________________

Gender _______________________

Height _______________________

Weight _______________________

Chest _______________________

Waist _______________________

Body Fat_______________________

Target Body Fat _______________________

BMI _______________________

Target BMI_______________________

Exercises

Exercise	Wts	Reps	Sets	Goal

My Fitness Training Program

Name

____

Age _____________________

Gender _________________

Height _______________

Weight _______________

Chest _________________

Waist _________________

Body Fat_______________

Target Body Fat _________

BMI ____________________

Target BMI_____________

Exercises

Exercise	Wts	Reps	Sets	Goal

My Fitness Training Program

Name

____

Age _______________________

Gender _______________________

Height _______________________

Weight _______________________

Chest _______________________

Waist _______________________

Body Fat_______________________

Target Body Fat _________

BMI _______________________

Target BMI_____________

Exercises

Exercise	Wts	Reps	Sets	Goal

My Fitness Training Program

Name

____

Age ____________________

Gender _______________

Height ______________

Weight ______________

Chest ________________

Waist ________________

Body Fat______________

Target Body Fat _________

BMI _________________

Target BMI____________

Exercises

Exercise	Wts	Reps	Sets	Goal

My Fitness Training Program

Name

____

Age ___________________________

Gender ________________________

Height ________________________

Weight ________________________

Chest _________________________

Waist _________________________

Body Fat_______________________

Target Body Fat ___________

BMI ___________________________

Target BMI________________

Exercises

Exercise	Wts	Reps	Sets	Goal

My Fitness Training Program

Name

____

Age _______________________

Gender _______________________

Height _______________________

Weight _______________________

Chest _______________________

Waist _______________________

Body Fat_______________________

Target Body Fat _______________________

BMI _______________________

Target BMI_______________________

Exercises

Exercise	Wts	Reps	Sets	Goal

My Fitness Training Program

Exercises

Exercise	Wts	Reps	Sets	Goal

Name

____

Age _______________________

Gender _______________________

Height _______________________

Weight _______________________

Chest _______________________

Waist _______________________

Body Fat_______________________

Target Body Fat _________

BMI _______________________

Target BMI_____________

My Fitness Training Program

Exercises

Name

____

Age _______________________

Gender _______________________

Height _______________________

Weight _______________________

Chest _______________________

Waist _______________________

Body Fat_______________________

Target Body Fat _______________________

BMI _______________________

Target BMI_______________________

Exercise	Wts	Reps	Sets	Goal

My Fitness Training Program

Name

____

Age __________________

Gender __________________

Height __________________

Weight __________________

Chest __________________

Waist __________________

Body Fat__________________

Target Body Fat __________

BMI __________________

Target BMI__________________

Exercises

Exercise	Wts	Reps	Sets	Goal

My Fitness Training Program

Exercises

Name

____

Age ___________________

Gender ___________________

Height ___________________

Weight ___________________

Chest ___________________

Waist ___________________

Body Fat___________________

Target Body Fat ___________

BMI ___________________

Target BMI___________________

Exercise	Wts	Reps	Sets	Goal

My Fitness Training Program

Exercises

Exercise	Wts	Reps	Sets	Goal

Name

____

Age ____________________

Gender ____________________

Height ____________________

Weight ____________________

Chest ____________________

Waist ____________________

Body Fat____________________

Target Body Fat ____________

BMI ____________________

Target BMI____________________

My Fitness Training Program

Name

____

Age _______________________

Gender _______________________

Height _______________________

Weight _______________________

Chest _______________________

Waist _______________________

Body Fat_______________________

Target Body Fat _______________________

BMI _______________________

Target BMI_______________________

Exercises

Exercise	Wts	Reps	Sets	Goal

My Fitness Training Program

Name

____

Age _____________________

Gender _________________

Height _________________

Weight _________________

Chest __________________

Waist __________________

Body Fat________________

Target Body Fat _________

BMI ____________________

Target BMI______________

Exercises

Exercise	Wts	Reps	Sets	Goal

My Fitness Training Program

Name

____

Age _____________________

Gender __________________

Height _________________

Weight _________________

Chest __________________

Waist __________________

Body Fat________________

Target Body Fat _________

BMI ____________________

Target BMI______________

Exercises

Exercise	Wts	Reps	Sets	Goal

My Fitness Training Program

Name

____

Age _______________________

Gender _______________________

Height _______________________

Weight _______________________

Chest _______________________

Waist _______________________

Body Fat_______________________

Target Body Fat _______________________

BMI _______________________

Target BMI_______________________

Exercises

Exercise	Wts	Reps	Sets	Goal

My Fitness Training Program

Exercises

Name

____

Age _________________

Gender ______________

Height ______________

Weight ______________

Chest _______________

Waist _______________

Body Fat_____________

Target Body Fat ________

BMI _________________

Target BMI___________

Exercise	Wts	Reps	Sets	Goal

My Fitness Training Program

Name

____

Age _______________________

Gender _______________________

Height _______________________

Weight _______________________

Chest _______________________

Waist _______________________

Body Fat_______________________

Target Body Fat _______________

BMI _______________________

Target BMI_______________

Exercises

Exercise	Wts	Reps	Sets	Goal

My Fitness Training Program

Name

____

Age _______________________

Gender _______________________

Height _______________________

Weight _______________________

Chest _______________________

Waist _______________________

Body Fat_______________________

Target Body Fat _______________

BMI _______________________

Target BMI_______________

Exercises

Exercise	Wts	Reps	Sets	Goal

My Fitness Training Program

Exercises

Exercise	Wts	Reps	Sets	Goal

Name

____

Age _____________________

Gender _________________

Height _______________

Weight _______________

Chest _______________

Waist _______________

Body Fat_______________

Target Body Fat _________

BMI _____________________

Target BMI_____________

My Fitness Training Program

Name

____

Age _______________________

Gender _______________________

Height _______________________

Weight _______________________

Chest _______________________

Waist _______________________

Body Fat_______________________

Target Body Fat _______________________

BMI _______________________

Target BMI_______________________

Exercises

Exercise	Wts	Reps	Sets	Goal

My Fitness Training Program

Name

____

Age _______________________

Gender _______________________

Height _______________________

Weight _______________________

Chest _______________________

Waist _______________________

Body Fat_______________________

Target Body Fat _______________

BMI _______________________

Target BMI_______________________

Exercises

Exercise	Wts	Reps	Sets	Goal

My Fitness Training Program

Name

____

Age _____________________

Gender _________________

Height _________________

Weight _________________

Chest __________________

Waist __________________

Body Fat_______________

Target Body Fat _________

BMI ___________________

Target BMI_____________

Exercises

Exercise	Wts	Reps	Sets	Goal

My Fitness Training Program

Name

____

Age _______________________

Gender _______________________

Height _______________________

Weight _______________________

Chest _______________________

Waist _______________________

Body Fat_______________________

Target Body Fat _________

BMI _______________________

Target BMI_____________

Exercises

Exercise	Wts	Reps	Sets	Goal

My Fitness Training Program

Name

____

Age _______________________

Gender _______________________

Height _______________________

Weight _______________________

Chest _______________________

Waist _______________________

Body Fat_______________________

Target Body Fat _______________________

BMI _______________________

Target BMI_______________________

Exercises

Exercise	Wts	Reps	Sets	Goal

My Fitness Training Program

Exercises

Exercise	Wts	Reps	Sets	Goal

Name

____

Age ________________

Gender ______________

Height ______________

Weight ______________

Chest ______________

Waist ______________

Body Fat______________

Target Body Fat ________

BMI ________________

Target BMI____________

My Fitness Training Program

Exercises

Exercise	Wts	Reps	Sets	Goal

Name

____

Age ____________________

Gender ____________________

Height ____________________

Weight ____________________

Chest ____________________

Waist ____________________

Body Fat____________________

Target Body Fat __________

BMI ____________________

Target BMI____________________

My Fitness Training Program

Name

____

Age _______________________

Gender _______________________

Height _______________________

Weight _______________________

Chest _______________________

Waist _______________________

Body Fat_______________________

Target Body Fat _________

BMI _______________________

Target BMI_____________

Exercises

Exercise	Wts	Reps	Sets	Goal

My Fitness Training Program

Name

____

Age ___________________

Gender _______________

Height _______________

Weight _______________

Chest _______________

Waist _______________

Body Fat______________

Target Body Fat _________

BMI _________________

Target BMI____________

Exercises

Exercise	Wts	Reps	Sets	Goal

My Fitness Training Program

Name

____

Age _______________________

Gender _______________________

Height _______________________

Weight _______________________

Chest _______________________

Waist _______________________

Body Fat_______________________

Target Body Fat _______________

BMI _______________________

Target BMI_______________

Exercises

Exercise	Wts	Reps	Sets	Goal

My Fitness Training Program

Name

____

Age _______________

Gender _______________

Height _______________

Weight _______________

Chest _______________

Waist _______________

Body Fat_______________

Target Body Fat _________

BMI _______________

Target BMI_____________

Exercises

Exercise	Wts	Reps	Sets	Goal

My Fitness Training Program

Name

____

Age _______________________

Gender _______________________

Height _______________________

Weight _______________________

Chest _______________________

Waist _______________________

Body Fat_______________________

Target Body Fat _______________

BMI _______________________

Target BMI_______________________

Exercises

Exercise	Wts	Reps	Sets	Goal

My Fitness Training Program

Name

____

Age _______________________

Gender _______________________

Height _______________________

Weight _______________________

Chest _______________________

Waist _______________________

Body Fat_______________________

Target Body Fat _______________________

BMI _______________________

Target BMI_______________________

Exercises

Exercise	Wts	Reps	Sets	Goal

My Fitness Training Program

Name

____

Age _______________________

Gender _______________________

Height _______________________

Weight _______________________

Chest _______________________

Waist _______________________

Body Fat_______________________

Target Body Fat _________

BMI _______________________

Target BMI_____________

Exercises

Exercise	Wts	Reps	Sets	Goal

My Fitness Training Program

Exercises

Exercise	Wts	Reps	Sets	Goal

Name

____

Age _____________________

Gender _____________________

Height _____________________

Weight _____________________

Chest _____________________

Waist _____________________

Body Fat_____________________

Target Body Fat _________

BMI _____________________

Target BMI_____________

My Fitness Training Program

Name

____

Age _______________________

Gender _______________________

Height _______________________

Weight _______________________

Chest _______________________

Waist _______________________

Body Fat_______________________

Target Body Fat _______________

BMI _______________________

Target BMI_______________________

Exercises

Exercise	Wts	Reps	Sets	Goal

My Fitness Training Program

Name

____

Age _______________________

Gender _______________________

Height _______________________

Weight _______________________

Chest _______________________

Waist _______________________

Body Fat_______________________

Target Body Fat _______________________

BMI _______________________

Target BMI_______________________

Exercises

Exercise	Wts	Reps	Sets	Goal

My Fitness Training Program

Name

____

Age _______________________

Gender _______________

Height _______________

Weight _______________

Chest _______________

Waist _______________

Body Fat_______________

Target Body Fat _________

BMI _______________

Target BMI_____________

Exercises

Exercise	Wts	Reps	Sets	Goal

My Fitness Training Program

Name

____

Age _______________________

Gender _______________________

Height _______________________

Weight _______________________

Chest _______________________

Waist _______________________

Body Fat_______________________

Target Body Fat _________

BMI _______________________

Target BMI_______________

Exercises

Exercise	Wts	Reps	Sets	Goal

My Fitness Training Program

Exercises

Exercise	Wts	Reps	Sets	Goal

Name

____

Age _________________________

Gender _________________________

Height _________________________

Weight _________________________

Chest _________________________

Waist _________________________

Body Fat_________________________

Target Body Fat _________________

BMI _________________________

Target BMI_________________

My Fitness Training Program

Name

____

Age _______________________

Gender _______________________

Height _______________________

Weight _______________________

Chest _______________________

Waist _______________________

Body Fat_______________________

Target Body Fat _______________

BMI _______________________

Target BMI_______________

Exercises

Exercise	Wts	Reps	Sets	Goal

My Fitness Training Program

Name

____

Age ____________________

Gender ____________________

Height ____________________

Weight ____________________

Chest ____________________

Waist ____________________

Body Fat____________________

Target Body Fat __________

BMI ____________________

Target BMI____________________

Exercises

Exercise	Wts	Reps	Sets	Goal

My Fitness Training Program

Exercises

Exercise	Wts	Reps	Sets	Goal

Name

____

Age _______________________

Gender _______________________

Height _______________________

Weight _______________________

Chest _______________________

Waist _______________________

Body Fat _______________________

Target Body Fat _________

BMI _______________________

Target BMI _____________

My Fitness Training Program

Name

____

Age ___________________

Gender ________________

Height ________________

Weight ________________

Chest _________________

Waist _________________

Body Fat_______________

Target Body Fat _________

BMI ___________________

Target BMI_____________

Exercises

Exercise	Wts	Reps	Sets	Goal

My Fitness Training Program

Name

____

Age _____________________

Gender _________________

Height _________________

Weight _________________

Chest _________________

Waist _________________

Body Fat_______________

Target Body Fat _________

BMI ___________________

Target BMI_____________

Exercises

Exercise	Wts	Reps	Sets	Goal

My Fitness Training Program

Name

____

Age _______________________

Gender _______________________

Height _______________________

Weight _______________________

Chest _______________________

Waist _______________________

Body Fat_______________________

Target Body Fat _______________________

BMI _______________________

Target BMI_______________________

Exercises

Exercise	Wts	Reps	Sets	Goal

My Fitness Training Program

Exercises

Name

____

Age _______________________

Gender _______________________

Height _______________________

Weight _______________________

Chest _______________________

Waist _______________________

Body Fat_______________________

Target Body Fat _________

BMI _______________________

Target BMI_____________

Exercise	Wts	Reps	Sets	Goal

My Fitness Training Program

Name

____

Age _______________________

Gender _______________________

Height _______________________

Weight _______________________

Chest _______________________

Waist _______________________

Body Fat_______________________

Target Body Fat _______________

BMI _______________________

Target BMI_______________

Exercises

Exercise	Wts	Reps	Sets	Goal

My Fitness Training Program

Name

____

Age ____________________

Gender ____________________

Height ____________________

Weight ____________________

Chest ____________________

Waist ____________________

Body Fat____________________

Target Body Fat __________

BMI ____________________

Target BMI____________

Exercises

Exercise	Wts	Reps	Sets	Goal

My Fitness Training Program

Name

____

Age _________________

Gender _______________

Height _______________

Weight _______________

Chest ________________

Waist ________________

Body Fat______________

Target Body Fat _________

BMI _________________

Target BMI____________

Exercises

Exercise	Wts	Reps	Sets	Goal

My Fitness Training Program

Name

____

Age _______________________

Gender _______________________

Height _______________________

Weight _______________________

Chest _______________________

Waist _______________________

Body Fat_______________________

Target Body Fat _______________

BMI _______________________

Target BMI_______________________

Exercises

Exercise	Wts	Reps	Sets	Goal

My Fitness Training Program

Name

____

Age _______________________

Gender _______________________

Height _______________________

Weight _______________________

Chest _______________________

Waist _______________________

Body Fat_______________________

Target Body Fat _______________

BMI _______________________

Target BMI_______________________

Exercises

Exercise	Wts	Reps	Sets	Goal

My Fitness Training Program

Exercises

Exercise	Wts	Reps	Sets	Goal

Name

____

Age ____________________

Gender ________________

Height ________________

Weight ________________

Chest ________________

Waist ________________

Body Fat________________

Target Body Fat __________

BMI __________________

Target BMI____________

My Fitness Training Program

Name

____

Age _______________________

Gender _______________________

Height _______________________

Weight _______________________

Chest _______________________

Waist _______________________

Body Fat_______________________

Target Body Fat _______________

BMI _______________________

Target BMI_______________

Exercises

Exercise	Wts	Reps	Sets	Goal

My Fitness Training Program

Exercises

Name

____

Age _______________________

Gender _______________________

Height _______________________

Weight _______________________

Chest _______________________

Waist _______________________

Body Fat_______________________

Target Body Fat _______________

BMI _______________________

Target BMI_______________

Exercise	Wts	Reps	Sets	Goal

My Fitness Training Program

Exercises

Exercise	Wts	Reps	Sets	Goal

Name

____

Age _____________________

Gender _________________

Height _________________

Weight _________________

Chest _________________

Waist _________________

Body Fat_______________

Target Body Fat _________

BMI ___________________

Target BMI____________

My Fitness Training Program

Name

____

Age _______________________

Gender _______________________

Height _______________________

Weight _______________________

Chest _______________________

Waist _______________________

Body Fat_______________________

Target Body Fat _________

BMI _______________________

Target BMI_____________

Exercises

Exercise	Wts	Reps	Sets	Goal

My Fitness Training Program

Name

____

Age _____________________

Gender _____________________

Height _____________________

Weight _____________________

Chest _____________________

Waist _____________________

Body Fat_____________________

Target Body Fat _________

BMI _____________________

Target BMI_____________

Exercises

Exercise	Wts	Reps	Sets	Goal

My Fitness Training Program

Name

____

Age _______________________

Gender _______________________

Height _______________________

Weight _______________________

Chest _______________________

Waist _______________________

Body Fat_______________________

Target Body Fat _______________________

BMI _______________________

Target BMI_______________________

Exercises

Exercise	Wts	Reps	Sets	Goal

My Fitness Training Program

Name

____

Age ____________________

Gender ____________________

Height ____________________

Weight ____________________

Chest ____________________

Waist ____________________

Body Fat____________________

Target Body Fat __________

BMI ____________________

Target BMI____________

Exercises

Exercise	Wts	Reps	Sets	Goal

My Fitness Training Program

Name

____

Age _________________

Gender _______________

Height _______________

Weight _______________

Chest _______________

Waist _______________

Body Fat_______________

Target Body Fat _________

BMI _________________

Target BMI____________

Exercises

Exercise	Wts	Reps	Sets	Goal

My Fitness Training Program

Name

____

Age _______________________

Gender _______________________

Height _______________________

Weight _______________________

Chest _______________________

Waist _______________________

Body Fat_______________________

Target Body Fat _______________________

BMI _______________________

Target BMI_______________________

Exercises

Exercise	Wts	Reps	Sets	Goal

My Fitness Training Program

Name

____

Age _______________________

Gender _______________________

Height _______________________

Weight _______________________

Chest _______________________

Waist _______________________

Body Fat_______________________

Target Body Fat _______________________

BMI _______________________

Target BMI_______________________

Exercises

Exercise	Wts	Reps	Sets	Goal

My Fitness Training Program

Exercises

Exercise	Wts	Reps	Sets	Goal

Name

____

Age __________________

Gender _______________

Height _______________

Weight _______________

Chest ________________

Waist ________________

Body Fat_____________

Target Body Fat _________

BMI _________________

Target BMI___________

My Fitness Training Program

Exercises

Exercise	Wts	Reps	Sets	Goal

Name

____

Age _______________________

Gender _______________________

Height _______________________

Weight _______________________

Chest _______________________

Waist _______________________

Body Fat_______________________

Target Body Fat _______________________

BMI _______________________

Target BMI_______________________

My Fitness Training Program

Name

____

Age _______________________

Gender _______________________

Height _______________________

Weight _______________________

Chest _______________________

Waist _______________________

Body Fat_______________________

Target Body Fat _______________

BMI _______________________

Target BMI_______________

Exercises

Exercise	Wts	Reps	Sets	Goal

My Fitness Training Program

Exercises

Exercise	Wts	Reps	Sets	Goal

Name

____

Age _____________________

Gender _____________________

Height _____________________

Weight _____________________

Chest _____________________

Waist _____________________

Body Fat_____________________

Target Body Fat _________

BMI _____________________

Target BMI_____________

My Fitness Training Program

Exercises

Exercise	Wts	Reps	Sets	Goal

Name

____

Age ________________

Gender ______________

Height ______________

Weight ______________

Chest ______________

Waist ______________

Body Fat______________

Target Body Fat ________

BMI ________________

Target BMI____________

My Fitness Training Program

Exercises

Exercise	Wts	Reps	Sets	Goal

Name

____

Age ___________________

Gender ___________________

Height ___________________

Weight ___________________

Chest ___________________

Waist ___________________

Body Fat___________________

Target Body Fat ___________

BMI ___________________

Target BMI___________________

My Fitness Training Program

Name

____

Age ____________________

Gender ____________________

Height ____________________

Weight ____________________

Chest ____________________

Waist ____________________

Body Fat____________________

Target Body Fat __________

BMI ____________________

Target BMI______________

Exercises

Exercise	Wts	Reps	Sets	Goal

My Fitness Training Program

Name

____

Age _______________________

Gender _______________________

Height _______________________

Weight _______________________

Chest _______________________

Waist _______________________

Body Fat_______________________

Target Body Fat _______________

BMI _______________________

Target BMI_______________

Exercises

Exercise	Wts	Reps	Sets	Goal

My Fitness Training Program

Name

____

Age ____________________

Gender ____________________

Height ____________________

Weight ____________________

Chest ____________________

Waist ____________________

Body Fat____________________

Target Body Fat __________

BMI ____________________

Target BMI____________

Exercises

Exercise	Wts	Reps	Sets	Goal

My Fitness Training Program

Exercises

Exercise	Wts	Reps	Sets	Goal

Name

____

Age ____________________

Gender _________________

Height _________________

Weight _________________

Chest _________________

Waist _________________

Body Fat_________________

Target Body Fat _________

BMI ____________________

Target BMI____________

My Fitness Training Program

Name

____

Age ____________________

Gender ________________

Height ________________

Weight ________________

Chest ________________

Waist ________________

Body Fat______________

Target Body Fat ________

BMI __________________

Target BMI____________

Exercises

Exercise	Wts	Reps	Sets	Goal

My Fitness Training Program

Name

____

Age ___________________

Gender ___________________

Height ___________________

Weight ___________________

Chest ___________________

Waist ___________________

Body Fat ___________________

Target Body Fat ___________

BMI ___________________

Target BMI ___________________

Exercises

Exercise	Wts	Reps	Sets	Goal

m.o.b. publishing & design